RÉFLEXIONS

SUR

LES DISCOURS DES MINISTRES

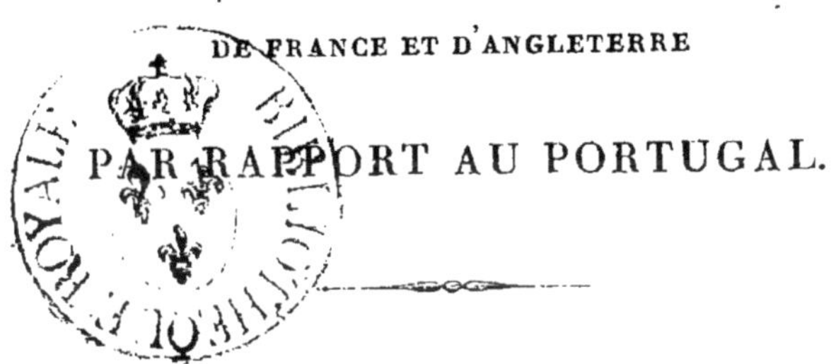

DE FRANCE ET D'ANGLETERRE

PAR RAPPORT AU PORTUGAL.

Les chambres législatives d'Angleterre et de France devaient s'attendre à recevoir de la part des ministres, au moment où les sessions parlementaires tirent à leur fin, des explications plus franches et plus satisfaisantes que celles qui leur ont été données, sur les questions de politique extérieure qui occupent les deux cabinets, et qui fixent l'attention de l'Europe. Pour ce qui regarde surtout le Portugal, l'attente générale a été complètement déçue, et le dénoûment du drame sanglant dont ce malheureux pays est le théâtre, reste encore ajourné à une époque indéterminée, sans qu'il soit possible de prévoir à quels moyens on aura recours pour faire cesser l'occupation d'un trône usurpé, qu'on a tolérée pendant plus d'une année, ou pour étouffer, dans le cas contraire, la voix de l'humanité et de la justice, ou enfin pour concilier (comme on desirerait évidemment y parvenir), les droits du souverain légitime et reconnu, avec le tendre intérêt qu'on porte à l'infant Dom Miguel, en réalisant le projet d'un mariage dont la seule idée révolte toutes les âmes honnêtes.

Cependant, quoique le Portugal se trouve placé à une extrémité de l'Europe, et n'excite sous ce point de vue qu'un intérêt secondaire, au moment surtout où les regards du monde se tournent avec inquiétude vers l'Orient, il n'en est pas moins vrai que la question portugaise ne peut rester tout-à-fait indifférente, ni aux souverains, ni aux nations qui forment la république européenne. Il ne serait pas digne des premiers d'abandonner, pour ainsi dire au hasard, la solution d'un problème dans lequel les principes de la légitimité, l'honneur et la foi des princes se trouvent intimement intéressés; il ne saurait non plus être inutile aux peuples d'apprendre le degré de foi qu'ils doivent attacher aux maximes que l'on proclame comme dogmes fondamentaux dans les monarchies héréditaires; et l'exemple de ce qui se passera en Portugal, servira à leur faire apprécier à sa juste valeur, le catéchisme politique qu'on leur enseigne.

Les ministres anglais méritent au moins quelques louanges pour la franchise (on voudrait se servir d'un terme plus fort), qu'ils ont mise dans leurs aveux parlementaires, au sujet des affaires de Portugal. Leur système se borne à reconnaître ouvertement les droits au trône de la reine Marie II, à avouer la réprobation que mérite la conduite de l'infant Dom Miguel, mais à déclarer, après cela, que le gouvernement britannique demeure neutre, parce que, les traités qui stipulent la garantie de Portugal, ne sont applicables qu'au cas de l'invasion étrangère, et parce qu'il veut observer scrupuleusement le principe de la non-intervention, principe duquel on sait que le cabinet de Londres ne s'est jamais départi, surtout par rapport au Portugal.

Le ministère britannique aurait impunément allégué ce prétexte, si l'histoire diplomatique des deux états était tout-à-fait inconnue, et si on n'avait à opposer à ces assertions une série de faits notoires, qui prouvent à quel point il n'a cessé de s'immiscer dans les affaires du gouvernement de Portugal, surtout à l'époque où le duc de Wellington, général en chef de l'armée portugaise et membre de la régence de ce royaume, conjointement avec sir Charles Stuart, son collègue dans la même régence, disposaient souverainement de toutes les ressources du Portugal, jusqu'au moment où une escadre anglaise escorta l'infant Dom Miguel à son retour dans le Tage.

Dans l'intervalle entre ces deux époques de l'histoire portugaise, on avait vu lord Castelreagh signer à Paris, en 1814, sans pleins-pouvoirs, sans autorisation, et malgré la protestation formelle d'un plénipotentiaire portugais, le traité de paix du Portugal avec la France, par lequel le prince régent, alors au Brésil, était obligé à restituer gratuitement la Guyane française. On avait vu un ambassadeur anglais se présenter par ordre de son gouvernement, pour aller négocier et signer au Brésil un traité de démembrement de la monarchie portugaise, traité que l'attitude prise par le gouvernement anglais vis-à-vis le Brésil, avait seule rendu indispensable, et ce même ambassadeur rapporter en Portugal la charte octroyée par le roi Dom Pedro à la nation portugaise, cette même charte que depuis..! Mais alors un ambassadeur anglais en était le porteur, et son collègue à Lisbonne en conseillait la promulgation immédiate.

Les évènemens qui ont eu lieu en Portugal depuis l'année 1826 jusqu'en avril 1828 sont encore trop récens dans la mémoire, pour qu'il soit nécessaire de les rappeler ici. L'intervention active et continuelle de sir W. A'Court dans les conseils de la régente, est un fait qu'on ne peut nier; et les négociations qui, sans interruption, ont eu lieu à cette époque entre les cabinets de Londres, Vienne et Rio-Janeiro, négociations terminées par la signature des protocoles des conférences de Vienne, ne sont pas moins incontestables. Le résultat de ces négociations a été la nomination de l'infant Dom Miguel à la régence, la condition qui lui fut imposée de faire route par l'Angleterre, et de renouveler devant le souverain de la Grande-Bretagne, les assurances qu'il avait déjà prodiguées avant son départ de Vienne, enfin l'abdication complète du trône de Portugal par l'empereur Dom Pedro, et le départ de la jeune reine pour l'Europe.

Les faits qui viennent d'être cités suffisent de reste pour évaluer le degré d'influence qui a été exercé par l'Angleterre sur les destinées du Portugal, et l'Europe impartiale jugera si le cabinet britannique consulte la bonne foi et l'honneur, en adoptant la ligne de conduite qu'il suit maintenant, et si le Portugal doit se plaindre davantage de son intervention passée, ou de sa non-intervention présente.

Mais, diront les partisans de l'Angleterre, cette puissance n'est pas tenue à défendre le principe de la légitimité telle qu'on l'entend dans d'autres pays de l'Europe, et si la majeure partie de la nation portugaise veut de Dom Miguel pour roi, si les Cortès du royaume l'ont proclamé, pourquoi le gouvernement anglais se présenterait-il dans un pays étranger comme le champion d'un principe qui n'est pas admis en Angleterre? A cela la réponse est facile, et Dom Miguel lui-même se charge de la faire, par les assassinats juridiques et les persécutions de toute espèce qu'il exerce sur tant d'individus appartenant à tout ce qu'il y a de plus probe, de plus éclairé et de plus illustre en Portugal. Il n'est pas permis d'ignorer, et les gouvernemens de l'Europe ne l'ignorent certainement pas, que les soi-disant Trois-Etats du royaume, élus ou choisis sous l'influence immédiate de la faction qui avait conspiré pour le renversement du trône légitime, n'avaient, ni les pouvoirs, ni la volonté, ni la liberté nécessaire pour délibérer sur un tel sujet. L'usurpation se trouvait déjà de fait accomplie par l'acte même de la convocation de ces Trois-Etats, par l'exclusion d'une foule d'individus qui auraient eu le droit d'y siéger, et que l'exil, les cachots ou la terreur éloignaient de cette assemblée; enfin par le scandale inouï du jugement qu'une assemblée séditieuse osait porter contre les droits déjà établis et consacrés du souverain, que la nation entière reconnaissait depuis deux ans, jugement qui devenait encore plus monstrueux par le mépris de toutes les formes établies, dans lequel l'usurpateur, devenant juge et partie, prononçait en sa propre faveur, sans accorder au souverain détrôné le temps et les moyens de défendre sa cause.

Quant à la majorité de la classe populaire, on sait assez combien cette masse mobile est susceptible de recevoir des impulsions en différens sens et à différentes époques, lorsque l'on veut l'agiter par des moyens révolutionnaires, et combien, surtout en Portugal, il est aisé de la fanatiser, et d'induire en erreur ses sentimens royalistes et religieux. Cette erreur, il est vrai, se dissipe, et tout porte à croire que l'illusion, si elle n'est pas détruite entièrement, a du moins perdu déjà presque tout son prestige; mais, en se rapportant à l'époque de l'arrivée du prince en Portugal, il est évident qu'aucune opposition suffisante ne pouvait résister à un complot qui avait pour chef le chef de l'état, revêtu de l'autorité légale, et mettant en mouvement tous les ressorts du gouvernement, sans crainte d'aucune intervention étrangère.

Il serait inutile d'accumuler d'autres preuves, pour démontrer que l'usurpation du trône de Portugal a été le résultat, non pas de la volonté nationale, c'est-à-dire de l'opinion unanime ou du moins de la meilleure partie de la nation, mais d'une conspiration tramée de longue main par un parti qui ne veut de la royauté qu'avec le pouvoir absolu dirigé par les tartufes du royalisme, pour lesquels la légitimité cesse d'être sacrée dès qu'elle ne se trouve pas d'accord avec les intérêts de leurs castes, ou de leurs classes, et par le mouvement aveugle et brutal qu'ils ont su imprimer momentanément à la populace. Une telle élection ne justifie ni le respect ni l'assentiment des gouvernemens étrangers, même de ceux qui professent, sur la légitimité, la doctrine anglaise. Mais que dirons-nous des gouvernemens qui, comme celui de France, reconnaissent le principe de la légitimité des trônes héréditaires dans toute sa pureté et dans toute son étendue? Pourront-ils admettre le précédent que l'on veut établir en Portugal, et rétracter la reconnaissance formelle qu'ils ont faite du souverain qui, pendant deux ans, a régné avec l'assentiment de son peuple et celui de toutes les puissances étrangères, ou admettre la légalité du jugement porté contre lui par une assemblée formée comme nous venons de voir que l'étaient les soi-disant Trois-États du royaume qui ont proclamé l'infant Dom Miguel? Non, jamais, nous osons le dire, le roi très chrétien ne pourra donner un si dangereux exemple; et si la fatalité des circonstances, ou des considérations majeures que nous ne pouvons concevoir, le portaient par la suite des temps à rétablir des relations politiques avec l'usurpateur de Portugal, il reconnaîtrait alors le gouvernement de fait existant dans ce royaume ; mais il ne reconnaîtrait jamais dans l'infant Dom Miguel le légitime successeur du roi son père; car la légitimité ne peut jamais se perdre ni se donner.

C'est sous ce rapport surtout que le discours prononcé par M. le comte de Portalis le 8 du mois de juin, dans la séance de la Chambre des députés, nous engage à présenter quelques observations qui ne paraîtront pas dénuées de toute importance.

Les phrases dont M. de Portalis s'est servi ne présentent qu'un sens obscur, et admettent des interprétations tellement opposées que chacun des deux partis serait dans le cas de les expliquer à son avantage. Mais quand on évite d'être clair sur une question aussi grave, il paraît évident que l'on cherche à transiger entre la justice qui se trouve d'un côté, et le penchant secret qui entraîne vers l'autre; et dans ce cas toutes les réticences peuvent être regardées comme favorables à celle des deux causes que l'on n'ose pas soutenir ouvertement. « *L'incertitude des droits,* dit son excellence, *rend non moins incertaine l'observation des devoirs* ». Auquel des deux partis cette observation s'applique-t-elle? si M. le ministre des affaires étrangères a voulu par là expliquer le juste mécontentement qui existe en Portugal, et qui force le gouvernement de fait à avoir recours, pour se soutenir et pour comprimer le sentiment national, à toutes les mesures les plus violentes et les plus tyranniques, un mot de plus aurait pu exprimer exactement son idée; l'omission de ce mot fait craindre que l'incertitude des droits ne soit admise que comme une excuse pour les gouvernemens étrangers, ou plutôt que ce ne soit une phrase de transition pour préparer à quelque changement futur, telles que celles dont on trouverait de si fréquens exemples en parcourant la série des *Moniteurs* de l'époque révolutionnaire.

L'explication que M. le ministre a bien voulu donner de cette phrase, à la même tribune, dans la séance du 9 de ce mois, n'est qu'un aveu de ce sens obscur; mais elle laisse le mot de l'énigme toujours caché; M. de Portalis s'est attaché seulement à prouver que sa phrase n'entraînait point la reconnaissance de la légitimité de l'infant Dom Miguel, et *qu'il n'avait rien dit qui pût l'établir;* mais il y a loin de ce raisonnement, derrière lequel il s'est retranché, à l'explication franche que l'on avait droit d'en attendre.

Il ne peut y avoir d'incertitude entre les droits de S. M. la reine Marie II et ceux de l'infant Dom Miguel, aux yeux de tous ceux qui connaissent l'histoire et les lois de Portugal, et qui sont en état d'apprécier la futilité des argumens au moyen desquels on a cherché à révoquer en doute ce qui avait été universellement reconnu depuis mars 1826 jusqu'au mois de juillet 1828. C'était à la mort du roi Jean VI que des doutes auraient pu être élevés s'ils eussent existé, et qu'une contestation sur les droits de la succession aurait été admissible. On sait qu'à cette époque la nation portugaise entière reconnut sans hésitation pour roi le fils aîné de son dernier souverain; cette décision fut reçue et ratifiée par l'assentiment général de toutes les puissances étrangères. La légitimité du roi Pierre IV et de la reine Marie II est dès-lors devenue un fait qu'il ne serait plus temps de révoquer en doute, et que les déclarations et les sermens de l'infant Dom Miguel lui-même ont mis à l'abri de toute contestation. Est-il donc convenable, nous osons le demander aux ministres de S. M. le roi de France, de se renfermer à cet égard dans des expressions ambiguës, ou de laisser entrevoir la possibilité de reconnaître à une époque future que toute l'Europe a commis une erreur, et que cette erreur a été démontrée par l'assemblé révolutionnaire qui a proclamé l'infant Dom Miguel ? Nous ne le croyons pas.

« *Il n'appartient pas aux puissances étrangères de résoudre*, a ajouté son excellence, *des questions, des principes qui règlent l'ordre de la succession au trône de Portugal.* »

Sans doute il n'appartiendrait pas aux puissanses étrangères de les résoudre, si ces questions avaient réellement existé, ou même si elles avaient été suscitées avant la reconnaissance du souverain légitime; mais les puissances ont certainement le droit de ne pas permettre que de telles questions s'élèvent par des moyens révolutionnaires; et la nation portugaise elle-même ne se trouvait plus dans le cas de mettre en litige la légitimité du souverain qui régnait sur elle. Ce souverain pouvait être détrôné de fait, mais il ne pouvait plus s'élever des questions de droit.

« *Il est de notre devoir*, a dit en terminant M. de Portalis, *dans l'intérêt de l'humanité, et dans celui de notre propre sûreté, d'empêcher les révolutions; et je puis dire à la Chambre que les désordres et les malheurs en tout genre dont le Portugal est le théâtre ont fixé l'attention la plus sérieuse du gouvernement du roi, et celle des cours qui sont les plus immédiatement intéressées aux destinées de ce royaume* ». Voilà encore une phrase à double entente, et à laquelle nous ne demanderions pas mieux d'attacher le sens que le public désintéressé de la France, de l'Angleterre, et de l'Europe entière aurait voulu y trouver! Mais quelles sont les révolutions qu'il est du devoir des gouvernemens étrangers d'empêcher? Une révolution a certainement été opérée en Portugal, et du genre le plus perfide et le plus atroce, lorsque le régent, qui avait accepté le dépôt de la couronne, et juré de la rendre à la souveraine légitime, s'en est emparé lui-même, et n'a reculé devant aucun crime pour parvenir à ce but. Donnerait-on par hasard le nom de révolution aux tentatives, heureuses ou non, que les Portugais fidèles à leurs sermens et à leurs devoirs, pourraient faire pour replacer leur souveraine sur le trône? Ce serait avouer qu'on aurait pu donner la même dénomination à l'entrée d'un prince auguste sur le territoire français en 1814 ou au débarquement à Bordeaux de son illustre fils! En disant qu'il est du devoir des gouvernemens d'empêcher les révolutions, son excellence paraît vouloir parler, non pas des évènemens passés, mais des évènemens à venir. Ce n'est donc pas la révolution, mais la contre-révolution que l'on penserait à prévenir, et l'attention des cabinets de l'Europe se porterait plutôt sur les moyens de conserver le mal qui existe, que de le détruire ou d'y donner remède. Nous oserons le demander encore, est-ce là ce que les nations de l'Europe desirent? est-ce ce que le Portugal est en droit d'attendre ? est-ce ce qui convient à la dignité et à l'intérêt véritable des rois ?

Pour terminer, nous aborderons avec franchise le fond de la question. C'est la charte octroyée par l'empereur Dom Pedro qui l'a compliquée, qui a fait déserter la cause de la légitimité à tous ceux qui ne se sont pas tracé une ligne immuable de conduite, et qui n'agissent pas d'après des principes fixes, indépendans de leurs passions et de leurs intérêts. De là est venue cette ligue des soi-disant royalistes qui, en France, en Espagne, en Portugal, et dans le reste de l'Europe exploitent la légitimité à leur propre avantage, et sont tout prêts à renoncer à leurs principes dès que cette condition paraît ne plus s'y trouver. C'est ainsi que le parti qui se regarde comme royaliste par excellence, se trouve, dans la question du Portugal, déclaré en faveur de l'usurpation et de la révolte, par cela seulement qu'il voit dans les rangs de la cause légitime, unis sous les mêmes bannières, les partisans d'un système constitutionnel, avec les véritables royalistes, dignes de ce titre, qui, à tant de risques et au prix des plus grands sacrifices, sont restés inébranlables dans leurs devoirs.

Nous ne serons ni les panégyristes ni les défenseurs de la charte portugaise. Cette charte a été noblement et généreusement octroyée par le prince, qui croyait, en la donnant, remplir les vœux de la majorité des Portugais. Peut-être s'est-il trompé dans ses desseins bienfaisans; peut-être aurait-il mieux valu ne pas assimiler, par ces institutions, à la France et à l'Angleterre, une nation qui y était aussi peu préparée que la nation portugaise ; peut-être aurait-il fallu employer plus de circonspection et de soin à l'établissement de ce système nouveau : mais en tout cas cette charte renfermait en elle-même tous les moyens nécessaires pour l'améliorer, la modifier ou l'adapter aux circonstances du Portugal, et ne peut jamais être alléguée comme un reproche contre les intentions du prince qui l'a accordée, encore moins comme un prétexte pour la dépouiller de sa couronne ou lui disputer ses droits. Il faut donc faire abstraction de le charte quand il s'agit de la question de la légitimité, et c'est ce que tous les loyaux Portugais ont dû faire, quelle qu'en ait été la conséquence, et nonobstant les calomnies et les invectives auxquelles ils se trouvent en butte, calomnies que la malignité ne cesse de répandre, et que l'ignorance ou la bonne foi déçue d'une grande partie du public se prête à accréditer.

Quel que soit le résultat de la lutte que soutiennent les royalistes portugais, ils rejettent avec mépris le titre qu'on veut leur donner de factieux et de révolutionnaires; ils auront pour eux le témoignage de leurs consciences; ils suivent la route de l'honneur et du devoir, et ils resteront dignes de l'intérêt que leur cause doit nécessairement inspirer à tous les gens de bien. Ils n'accorderont jamais qu'un prince devient légitime par cela seul qu'il se déclare le chef d'un parti, quelque nombreux qu'il soit, ni qu'on serait en droit de détrôner les rois qui auraient eu le desir d'accorder une charte à leurs peuples. Cette doctrine mènerait trop loin pour qu'elle puisse trouver des partisans nombreux en France, et ce ne sera pas le sage souverain de cette monarchie constitutionnelle qui permettra à son ministère de laisser tirer une pareille induction de ses actes ni de ses discours.

Nous ajouterons une seule observation encore. Au moment où les plans de la faction révolutionnaire se sont accomplis en Portugal, et le jour même où l'infant Dom Miguel se déclarait en révolte contre son frère, les agens diplomatiques de toutes les puissances qui se trouvaient à Lsbonne ont demandé leurs passeports, et témoigné de la manière la plus formelle la protestation et la réprobation de leurs cours. Qui pourrait, après cela, blâmer la conduite de tous les Portugais fidèles à leurs sermens, et qui, suivant l'impulsion de leurs propres consciences, se sont trouvés d'accord avec l'opinion unanimement énoncée par tous les cabinets de l'Europe? Faudra-t-il accorder maintenant qu'un succès obtenu par la violence et la perfidie, et qu'une possession de fait temporaire, a sanctifié une cause originairement injuste ? ou faudrait-il avouer que tout l'univers s'est trompé, et que l'infant Dom Miguel a eu raison de violer ses sermens? Il est évident que les reproches qu'un parti fanatique et déhonté adresse aux partisans de Dona Maria retombent en même temps, et plus directement encore, sur les puissances qui leur ont tracé la ligne de conduite qu'ils suivent, et que, si on les regarde comme révolutionnaires, on adresse le même reproche aux souverains qui ont, pour ainsi dire, invité à ne pas acquiescer à l'usurpation de l'infant Dom Miguel.

FIN.

IMPRIMÉ CHEZ PAUL RENOUARD, RUE GARENCIÈRE, N° 5, F. S.-G.

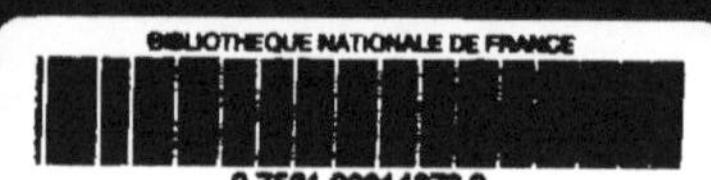

www.ingramcontent.com/pod-product-compliance
Ingram Content Group UK Ltd.
Pitfield, Milton Keynes, MK11 3LW, UK
UKHW012130240726
13965UKWH00005B/2092